ÁCIDO BÓRICO (SALUD FEMENINA)

INFECCIONES POR CÁNDIDOS DE LA VAGINA Y ALIVIA SÍNTOMAS COMO PICAZÓN, ARDOR Y MUCHO MÁS

LAURA O. DAVIS

CONTENTS

INTRODUCCIÓN

El ácido bórico, un compuesto versátil con diversas aplicaciones, desempeña un papel fundamental en diversos campos debido a sus propiedades únicas. En esta completa introducción, profundizamos en los fundamentos, rastreando sus orígenes, dilucidando su estructura química y examinando su evolución histórica.

¿Qué es el ácido bórico?

El ácido bórico, científicamente conocido como ácido ortobórico o borato de hidrógeno, es un ácido de Lewis monobásico débil de boro. Está formado por átomos de boro, oxígeno e hidrógeno, representados por la fórmula química H_3BO_3. Esta sustancia blanca y cristalina exhibe propiedades notables que contribuyen a su uso generalizado en industrias y hogares.

El ácido bórico existe naturalmente en la corteza terrestre, el vapor volcánico, el agua de mar y ciertas frutas. Su extracción implica a menudo la reacción del bórax, un mineral que contiene boro, con ácidos minerales. El producto resultante, el ácido bórico, aparece incoloro.

o cristales blancos, que se disuelven fácilmente en agua.

PANORAMA HISTORICO

La trayectoria histórica del ácido bórico se remonta a siglos atrás, mostrando su importancia en diversas culturas y avances científicos. Se han encontrado rastros de bórax, un precursor del ácido bórico, en antiguos manuscritos romanos y árabes, donde se utilizaba con fines de limpieza.

En el siglo XIX, el químico francés Joseph Louis Gay-Lussac sintetizó por primera vez el ácido bórico. El compuesto ganó prominencia como sustancia versátil con aplicaciones en diversas industrias, desde la medicina hasta la agricultura. Se reconocieron sus propiedades antisépticas, lo que llevó a su uso en el cuidado y conservación de heridas.

A lo largo del siglo XX, el ácido bórico encontró aplicaciones en centrales nucleares, donde sirvió como absorbente de neutrones, lo que subraya su papel en los avances tecnológicos de vanguardia. El viaje del complejo desde las prácticas antiguas hasta las industrias modernas refleja su importancia y adaptabilidad duraderas.

PROPIEDADES QUÍMICAS Y ESTRUCTURA

Comprender las complejidades químicas del ácido bórico es crucial para comprender su versatilidad funcional. La estructura química del ácido bórico consiste en una configuración plana trigonal, con el boro en el centro unido a tres átomos de oxígeno. Esta disposición imparte características únicas al compuesto.

ACIDEZ Y CAPACIDAD TAMPONADORA

El ácido bórico exhibe un comportamiento anfiprótico, actuando como donador y aceptor de protones. En soluciones acuosas, actúa como un ácido débil, y sus propiedades ácidas se atribuyen a la disociación de iones de hidrógeno. La capacidad amortiguadora del compuesto lo hace valioso para mantener el equilibrio del pH, una característica que se aprovecha en diversas aplicaciones, como los sistemas biológicos y químicos.

ESTABILIDAD TÉRMICA

El ácido bórico demuestra una estabilidad térmica excepcional, con una temperatura de descomposición superior a 170°C. Esta propiedad lo hace adecuado para aplicaciones en ambientes de alta temperatura, incluida la fabricación de materiales resistentes al fuego.

SOLUBILIDAD Y REACTIVIDAD

El ácido bórico es soluble en agua, lo que permite una fácil incorporación a soluciones acuosas. Su reactividad se extiende a interacciones con alcoholes y ciertos compuestos orgánicos, contribuyendo a su papel en síntesis y procesos químicos.

PROPIEDADES ANTIMICROBIANAS

Las propiedades antimicrobianas del compuesto se derivan de su capacidad para alterar las membranas celulares y las vías metabólicas de los microorganismos. Esta característica tiene implicaciones en aplicaciones médicas y de higiene, donde se emplea ácido bórico por sus atributos antisépticos y antifúngicos.

CAPÍTULO 1

Ácido bórico en la vida cotidiana

El ácido bórico, más allá de sus aplicaciones químicas e industriales, permea diversos aspectos de la vida cotidiana, potenciando la funcionalidad en las tareas del hogar, las rutinas de cuidado personal e incluso determinadas prácticas médicas. En esta exploración integral, analizamos las innumerables formas en que el ácido bórico contribuye al tejido de la existencia diaria.

USOS DOMÉSTICOS

La presencia del ácido bórico en el hogar es sutil y significativa y ofrece soluciones prácticas a desafíos comunes. La versatilidad del compuesto se ejemplifica a través de sus diversas aplicaciones para mantener un entorno de vida limpio y libre de plagas.

APLICACIONES DE LIMPIEZA

El ácido bórico es un aliado incondicional en la limpieza del hogar, con propiedades antimicrobianas y antifúngicas. Como abrasivo suave, ayuda a fregar superficies y al mismo tiempo inhibe el crecimiento de bacterias. Desde encimeras de cocina hasta azulejos de baño, el ácido bórico es un agente de limpieza potente pero suave.

Su eficacia se extiende para combatir las manchas rebeldes, donde se puede aplicar una pasta de ácido bórico y agua a las superficies, eliminando la suciedad y las decoloraciones. La baja toxicidad del compuesto lo convierte en una alternativa más segura en comparación con los limpiadores químicos agresivos, en línea con la creciente demanda de soluciones de limpieza ecológicas.

CONTROL DE PLAGAS

La destreza del ácido bórico en el control de plagas es reconocida. Al actuar como insecticida, altera el exoesqueleto de las plagas y provoca su desaparición. En forma de polvo, colocado estratégicamente alrededor de los puntos de entrada y áreas de anidación, el ácido bórico actúa como una barrera formidable contra plagas domésticas comunes como cucarachas, hormigas y lepismas.

Su modo de acción es doble: no sólo elimina las plagas existentes, sino que también actúa como medida preventiva al disuadir su regreso. Esta doble funcionalidad hace que el ácido bórico sea una opción sostenible para los hogares que buscan mantener un ambiente libre de plagas sin recurrir a productos químicos agresivos.

CUIDADO DE LA LAVANDERÍA Y DE LAS TELAS

El papel del ácido bórico se extiende al cuarto de lavado, donde sirve como potenciador de la ropa y suavizante de telas. Al mejorar el poder de limpieza de los detergentes, ayuda a eliminar manchas y olores, asegurando que las prendas salgan del lavado frescas y desinfectadas.

Además, el ácido bórico exhibe propiedades suavizantes de telas, lo que contribuye a la longevidad y suavidad de la ropa. Esta doble función lo convierte en una valiosa adición a las rutinas de lavado, donde su naturaleza suave pero efectiva se alinea con el deseo de limpieza y cuidado de las telas.

BELLEZA Y CUIDADO PERSONAL

La naturaleza suave pero eficaz del ácido bórico lo posiciona como un componente valioso en varios productos de belleza y cuidado personal, contribuyendo a los regímenes de cuidado de la piel y la salud ocular.

PRODUCTOS PARA EL CUIDADO DE LA PIEL

En el ámbito del cuidado de la piel, el ácido bórico encuentra aplicaciones en diversas formulaciones debido a sus propiedades antimicrobianas. Sirve como conservante en cremas, lociones y ungüentos, previniendo el crecimiento de bacterias y hongos que podrían comprometer la integridad de estos productos. Además, las suaves propiedades exfoliantes del ácido bórico lo hacen adecuado para ciertos limpiadores, ya que ayudan a eliminar las células muertas de la piel y promueven una tez más clara.

CUIDADO DE OJOS

El ácido bórico juega un papel crucial en el cuidado de los ojos, particularmente en la preparación de soluciones salinas y colirios. Su naturaleza suave y su capacidad tampón contribuyen a la creación de soluciones isotónicas utilizadas para enjuagar y limpiar los ojos. El uso de ácido bórico en el cuidado de los ojos subraya su seguridad y compatibilidad con los tejidos oculares sensibles.

APLICACIONES MÉDICAS

Más allá del ámbito doméstico, el ácido bórico encuentra utilidad en determinadas aplicaciones médicas, aprovechando sus propiedades antisépticas y su naturaleza suave.

PROPIEDADES ANTISÉPTICAS

Las cualidades antisépticas del ácido bórico lo convierten en un componente valioso en el cuidado de heridas y en soluciones antisépticas. Su capacidad para inhibir el crecimiento de bacterias y hongos contribuye a la prevención de infecciones, favoreciendo la curación de heridas menores, cortes y abrasiones. En este contexto, se alinea con los principios de las técnicas asépticas en la atención sanitaria.

TRATAMIENTOS TÓPICOS

En dermatología, el ácido bórico se emplea en ciertos tratamientos tópicos para afecciones como la dermatitis y las infecciones por hongos. Su acción suave pero eficaz lo hace adecuado para su aplicación sobre la piel, ofreciendo alivio sin causar irritación excesiva.

SALUD DEL OÍDO

La función del ácido bórico se extiende a la salud del oído, donde se utiliza en la preparación de determinadas gotas para los oídos. Sus propiedades antifúngicas y antibacterianas lo hacen eficaz para tratar infecciones menores de oído y mantener un entorno auditivo saludable.

CAPITULO 2

Aplicaciones agrícolas y de jardinería

Las aplicaciones del ácido bórico se extienden más allá del hogar y el cuidado personal, haciendo contribuciones significativas al ámbito de la agricultura y la jardinería. En esta exploración integral, profundizamos en las funciones multifacéticas del ácido bórico, que van desde el enriquecimiento del suelo hasta el control de plagas y la mitigación de enfermedades de las plantas.

ENMIENDA Y FERTILIZACIÓN DEL SUELO

El ácido bórico emerge como un componente crucial en las estrategias de enmienda del suelo, desempeñando un papel fundamental en la mejora de la fertilidad del suelo y la nutrición de las plantas. Comprender su influencia en la composición del suelo y la disponibilidad de nutrientes es fundamental para maximizar la productividad agrícola.

COMPOSICIÓN DE NUTRIENTES

El boro, un elemento clave del ácido bórico, es un micronutriente esencial para el crecimiento de las plantas. Contribuye a diversos procesos fisiológicos, incluida la división celular, el metabolismo de los carbohidratos y la síntesis de ácidos nucleicos. La deficiencia de boro puede provocar un retraso en el crecimiento, un desarrollo deficiente de los frutos y un impacto adverso en el rendimiento de los cultivos.

REGULACIÓN DEL PH DEL SUELO

El ácido bórico sirve como amortiguador y ayuda a regular los niveles de pH del suelo. Mantener un rango de pH óptimo es vital para la disponibilidad de nutrientes; El ácido bórico ayuda a prevenir la acidez del suelo, asegurando que los minerales esenciales sean accesibles para las plantas. Esta capacidad de regular el pH es particularmente beneficiosa en regiones donde prevalecen los suelos ácidos.

PRÁCTICAS DE FERTILIZACIÓN

El ácido bórico es un ingrediente clave en ciertos fertilizantes, ya que proporciona al suelo el boro esencial. Estos fertilizantes, a menudo etiquetados como enmiendas que contienen boro, abordan la deficiencia de boro en los suelos, proporcionando a los cultivos una fuente de nutrientes constante y equilibrada.

APLICACIÓN FOLIAR

Además de la incorporación al suelo, el ácido bórico se aplica mediante aspersiones foliares. Este método facilita la absorción directa de boro por las hojas de las plantas, evitando posibles deficiencias del suelo. La aplicación foliar es especialmente efectiva durante las etapas críticas de crecimiento, asegurando que las plantas reciban un impulso de nutrientes inmediato y específico.

MEJORAR LA CALIDAD DEL CULTIVO

Se sabe que el uso estratégico de ácido bórico en las prácticas de fertilización mejora la calidad de los productos agrícolas. Contribuye a mejorar el desarrollo de la fruta, aumentar la producción de semillas y mejorar la vitalidad general de los cultivos. La incorporación equilibrada de boro en los regímenes de fertilización es un testimonio de la importancia del ácido bórico en la agricultura moderna.

CONTROL DE PLAGAS EN AGRICULTURA

En entornos agrícolas, el ácido bórico asume un papel en las estrategias de manejo integrado de plagas (MIP). Sus propiedades insecticidas lo convierten en una alternativa respetuosa con el medio ambiente a los pesticidas químicos tradicionales, alineándose con prácticas agrícolas sostenibles y ecológicas.

MECANISMO DE DISRUPCIÓN DE INSECTOS

El ácido bórico actúa como veneno estomacal para los insectos. Cuando se ingiere, altera sus procesos digestivos y provoca la mortalidad. El modo de acción es específico de los insectos, lo que la convierte en una solución específica que minimiza el daño colateral a organismos no objetivo.

MÉTODOS DE APLICACIÓN

El ácido bórico se puede aplicar en varias formas, incluidos polvos y aerosoles. Estas formulaciones se pueden distribuir estratégicamente dentro y alrededor de los cultivos para disuadir y controlar las poblaciones de plagas. Esta versatilidad en los métodos de aplicación permite la adaptabilidad a diferentes contextos agrícolas y tipos de cultivos.

MANEJO DE RESILIENCIA DE PLAGAS

Al integrar el ácido bórico en las prácticas de control de plagas, los agricultores pueden gestionar la resiliencia a las plagas de forma eficaz. El riesgo reducido de desarrollo de resistencia, junto con su baja toxicidad para humanos y animales, posiciona al ácido bórico como una opción sostenible y ambientalmente consciente en el manejo de plagas.

ENFERMEDADES DE LAS PLANTAS Y FUNGICIDAS

Las propiedades antifúngicas del ácido bórico extienden su utilidad al manejo de enfermedades de las plantas causadas por hongos. Las infecciones por hongos pueden devastar los cultivos, provocando pérdidas de rendimiento y comprometiendo la calidad de los alimentos. El ácido bórico, actuando como fungicida, inhibe el crecimiento y la proliferación de estos patógenos.

ACCIONES PREVENTIVAS Y CURATIVAS

El ácido bórico se puede emplear tanto preventivo como curativo. Como medida preventiva actúa como barrera protectora, dificultando el establecimiento de infecciones fúngicas. En casos de infecciones existentes, se puede aplicar para mitigar la propagación y progresión de la enfermedad.

FORMULACIONES Y TÉCNICAS DE APLICACIÓN

Los aerosoles fungicidas a base de ácido bórico se usan comúnmente para tratar el follaje y las partes de las plantas afectadas. Además, empapar el suelo con soluciones de ácido bórico puede abordar los hongos patógenos transmitidos por el suelo, salvaguardando el sistema de raíces de la planta. Estas técnicas de aplicación garantizan una protección integral contra un espectro de enfermedades fúngicas.

TRATAMIENTO DE SEMILLAS

El ácido bórico encuentra aplicación en el tratamiento de semillas, protegiendo las semillas en germinación de infecciones fúngicas. Esta intervención temprana contribuye a obtener plántulas más saludables y establece una base para un desarrollo sólido de los cultivos.

GESTIÓN SOSTENIBLE DE ENFERMEDADES

La inclusión del ácido bórico en las prácticas de manejo de enfermedades se alinea con los principios agrícolas sostenibles. Su bajo impacto ambiental, junto con su eficacia contra una variedad de hongos patógenos, lo posiciona como una herramienta valiosa para los agricultores que buscan soluciones ambientalmente responsables.

CAPÍTULO 3

Usos industriales del ácido bórico

La versatilidad del ácido bórico se extiende más allá de las aplicaciones domésticas y la agricultura, y encuentra funciones fundamentales en diversos sectores industriales. En esta exploración integral, profundizamos en las intrincadas formas en que el ácido bórico contribuye al retardo de llama, la preservación de la madera y los intrincados procesos dentro de la industria del vidrio y la cerámica.

RETARDANTES DE LLAMA

El ácido bórico es una piedra angular en el desarrollo de materiales retardantes de llama y contribuye a mejorar la seguridad contra incendios en una gran variedad de productos. Sus propiedades únicas desempeñan un papel crucial a la hora de impedir la ignición y la propagación de llamas, lo que lo convierte en un componente invaluable en diversas aplicaciones industriales.

MECANISMO DE ACCIÓN

El ácido bórico, cuando se incorpora a formulaciones retardantes de llama, sufre reacciones químicas durante la combustión. Libera vapor de agua y forma una capa protectora, conocida como carbón que contiene boro, en la superficie del material. Esta capa de carbón actúa como una barrera, reduciendo la transferencia de calor y ralentizando el proceso de combustión.

APLICACIONES EN TEXTILES Y POLÍMEROS

En la industria textil, el ácido bórico se emplea a menudo como retardante de llama para tejidos y prendas de vestir. Cuando se aplica o se teje en textiles, mejora su resistencia a la ignición, contribuyendo al desarrollo de prendas, tapizados y cortinas ignífugas.

MATERIALES POLIMERICOS

El papel del ácido bórico se extiende a los polímeros, donde se utiliza en la producción de plásticos resistentes al fuego. La incorporación de ácido bórico en matrices poliméricas confiere propiedades resistentes al fuego, lo que garantiza que los materiales utilizados en diversas industrias, como la electrónica y la construcción, cumplan con estrictos estándares de seguridad.

CONSERVACIÓN DE LA MADERA

La madera, un material de construcción vital, es susceptible a la descomposición y a las infestaciones de plagas. El ácido bórico surge como una solución sostenible y eficaz para la conservación de la madera, salvaguardando su integridad estructural y longevidad.

PROPIEDADES FÚNGICAS E INSECTICIDAS

El ácido bórico, cuando se aplica a superficies de madera o se incorpora a formulaciones de tratamiento, actúa contra hongos e insectos que destruyen la madera. Sus propiedades fungicidas e insecticidas contribuyen a la prevención de las pudriciones y a la disuasión de las plagas perforadoras de la madera, asegurando la durabilidad de las estructuras de madera.

PROCESOS DE IMPREGNACIÓN

La conservación de la madera con ácido bórico suele implicar métodos de tratamiento a presión. La madera se somete a condiciones de alta presión, lo que permite que la solución de ácido bórico penetre profundamente en su estructura celular. Este proceso de impregnación garantiza una protección integral contra amenazas tanto superficiales como internas.

EFECTIVIDAD A LARGO PLAZO

La eficacia a largo plazo de la madera tratada con ácido bórico la convierte en una opción ideal para aplicaciones donde la durabilidad y la resistencia a los factores ambientales son primordiales. Desde componentes estructurales en edificios hasta estructuras de madera para exteriores, la incorporación de ácido bórico en la conservación de la madera se alinea con las prácticas de construcción sostenible.

INDUSTRIA DEL VIDRIO Y CERÁMICA

El ácido bórico desempeña un papel crucial en la industria del vidrio y contribuye a la producción de productos de vidrio de alta calidad. Como agente fundente, reduce el punto de fusión del vidrio, facilitando los procesos de fusión y conformación en la fabricación de vidrio.

REDUCCIÓN DE TEMPERATURA Y ESTABILIDAD

Al reducir la temperatura de fusión requerida, el ácido bórico mejora la eficiencia energética de la producción de vidrio. Además, contribuye a la estabilidad y durabilidad de los productos de vidrio, haciéndolos adecuados para diversas aplicaciones, desde vidrio para envases hasta vidrio especial utilizado en electrónica.

ESMALTES Y ESMALTES CERÁMICOS

En la industria cerámica, el ácido bórico es un componente clave en las formulaciones de esmaltes. Su inclusión mejora las propiedades de viscosidad y fluidez de los esmaltes, contribuyendo a la creación de superficies lisas y estéticamente agradables en los productos cerámicos.

RECUBRIMIENTOS DE ESMALTE

El papel del ácido bórico se extiende a los revestimientos de esmalte sobre superficies metálicas. Al servir como agente fundente, mejora la adhesión y durabilidad del esmalte, asegurando un acabado protector y visualmente atractivo en productos como utensilios de cocina, electrodomésticos y accesorios sanitarios.

APLICACIONES DE LA INDUSTRIA NUCLEAR

El ácido bórico encuentra aplicaciones únicas en la industria nuclear, donde se utiliza como absorbente de neutrones en ciertos tipos de reactores nucleares. Su capacidad para controlar la velocidad de las reacciones nucleares y absorber el exceso de neutrones contribuye a la seguridad y eficiencia de la generación de energía nuclear.

CAPÍTULO 4

Ácido bórico en salud y medicina

El ácido bórico, conocido por sus propiedades versátiles, extiende su influencia al ámbito de la salud y la medicina. En esta exploración integral, profundizamos en las intrincadas formas en que el ácido bórico contribuye a la salud, abarcando sus propiedades antifúngicas, su papel en la cicatrización de heridas y aplicaciones antisépticas, y su importancia como suplemento dietético.

PROPIEDADES ANTIFÚNGICAS

Las propiedades antifúngicas del ácido bórico lo posicionan como un agente valioso para tratar diversas infecciones fúngicas. Su mecanismo de acción implica alterar la estructura celular y los procesos metabólicos de los hongos, inhibiendo su crecimiento y reproducción. Esto hace que el ácido bórico sea particularmente eficaz contra un espectro de especies de hongos, incluidos Candida y Aspergillus.

APLICACIONES EN SALUD VAGINAL

En ginecología, los supositorios de ácido bórico se utilizan para tratar la candidiasis vulvovaginal recurrente (RVVC). La acción antifúngica del ácido bórico ayuda a reequilibrar el entorno microbiano de la vagina, proporcionando una opción de tratamiento alternativa para las personas que padecen candidiasis crónica.

USOS DERMATOLÓGICOS

El ácido bórico encuentra aplicaciones en dermatología, donde se utiliza en formulaciones tópicas para tratar las infecciones cutáneas por hongos. Las cremas y ungüentos que contienen ácido bórico pueden ser eficaces en el tratamiento de afecciones como el pie de atleta y la tiña, proporcionando beneficios antimicóticos y minimizando los efectos adversos en la piel.

SOLUCIONES OFTÁLMICAS

Las propiedades antifúngicas del ácido bórico se extienden a la oftalmología, donde se incorpora en gotas para los ojos para tratar las infecciones oculares por hongos. Su naturaleza suave lo hace adecuado para aplicaciones oculares, contribuyendo al tratamiento de afecciones como la conjuntivitis fúngica.

CICATRIZACIÓN DE HERIDAS Y USOS ANTISÉPTICOS

Las cualidades antisépticas del ácido bórico lo posicionan como un componente valioso en el cuidado de heridas. En soluciones diluidas presenta actividad antimicrobiana contra bacterias y hongos, contribuyendo a la prevención de infecciones en cortes, abrasiones y heridas menores.

TÉCNICAS ASÉPTICAS EN SALUD

En entornos médicos, las soluciones de ácido bórico se utilizan para irrigar y limpiar heridas. Sus propiedades antisépticas se alinean con las técnicas asépticas, promoviendo un ambiente estéril durante los procedimientos médicos y los cambios de apósitos para heridas.

ACELERAR LA CURACIÓN DE HERIDAS

Más allá de su función antiséptica, se ha explorado el ácido bórico por su potencial para acelerar la cicatrización de heridas. Los estudios sugieren que el ácido bórico puede influir en los procesos celulares, promoviendo la regeneración de los tejidos de la piel y facilitando una respuesta curativa más rápida.

PREVENCIÓN DE INFECCIONES EN QUEMADURAS

En el cuidado de quemaduras, se emplean soluciones de ácido bórico para prevenir infecciones en las heridas por quemaduras. La acción dual del compuesto como antiséptico y su papel potencial en el apoyo a la regeneración de tejidos lo convierten en un activo valioso en el tratamiento de las quemaduras.

BORO COMO COMPLEMENTO ALIMENTARIO

El boro, un componente del ácido bórico, está reconocido como un micronutriente esencial para la salud humana. Si bien no se recomienda la ingesta directa de ácido bórico, el boro en forma de boratos u otros compuestos se utiliza como suplemento dietético.

SALUD ÓSEA Y METABOLISMO DEL CALCIO

El boro juega un papel crucial en la salud ósea y el metabolismo del calcio. Influye en la mineralización ósea y en el mantenimiento de la densidad ósea. Los estudios sugieren que una ingesta adecuada de boro puede contribuir a reducir el riesgo de osteoporosis y favorecer la salud esquelética en general.

REGULACIÓN HORMONAL

El boro ha sido estudiado por su posible influencia sobre los niveles hormonales, particularmente el estrógeno.

Algunas investigaciones sugieren que el boro puede desempeñar un papel en la regulación hormonal, lo que afecta el metabolismo del estrógeno y potencialmente contribuye a la salud de la mujer, especialmente durante la menopausia.

FUNCIÓN COGNITIVA Y ENVEJECIMIENTO

Las investigaciones emergentes exploran los posibles beneficios cognitivos del boro, indicando su papel en el apoyo a la función cerebral y potencialmente mitigando el deterioro cognitivo asociado con el envejecimiento. Si bien se necesitan más estudios, los hallazgos preliminares resaltan el impacto diverso del boro en la salud humana.

CAPÍTULO 5

Ácido bórico en entornos de química y laboratorio

El ácido bórico, con sus propiedades químicas únicas, encuentra amplias aplicaciones en el ámbito de la química y el laboratorio. Esta exploración integral profundiza en las intrincadas formas en que el ácido bórico contribuye a la síntesis química, sirve como un componente crucial en diversas aplicaciones de laboratorio y desempeña un papel fundamental en el mantenimiento de niveles de pH precisos y el avance de las técnicas de química analítica.

SÍNTESIS QUÍMICA

El papel del ácido bórico en la síntesis química está notablemente influenciado por sus propiedades catalíticas. Como ácido de Lewis, actúa como catalizador en determinadas reacciones, facilitando la formación de nuevos compuestos químicos. Su participación en reacciones que involucran compuestos orgánicos, como esterificaciones y reacciones de Mannich, muestra su versatilidad para promover diversas transformaciones químicas.

SÍNTESIS ESTEREOSELECTIVA

La influencia del ácido bórico se extiende a la síntesis estereoselectiva, donde contribuye a la creación de moléculas quirales. Al participar en la catálisis asimétrica, permite la producción de compuestos enantioméricamente puros, un aspecto crucial en la química medicinal y la síntesis de productos farmacéuticos.

COMPUESTOS QUE CONTIENEN BORO

El ácido bórico sirve como precursor para la síntesis de diversos compuestos que contienen boro. Estos compuestos, a menudo utilizados como componentes básicos en la síntesis orgánica, contribuyen a la creación de estructuras moleculares complejas con funcionalidades específicas. Los ácidos borónicos derivados del ácido bórico, por ejemplo, son fundamentales en las reacciones de acoplamiento cruzado de Suzuki-Miyaura, permitiendo la formación de enlaces carbono-carbono.

PRÁCTICAS DE QUÍMICA VERDE

El ácido bórico se alinea con los principios de la química verde y promueve prácticas de síntesis respetuosas con el medio ambiente. Su actividad catalítica a menudo permite condiciones de reacción más suaves, lo que reduce la necesidad de reactivos agresivos y minimiza el impacto ambiental. La aplicación del ácido bórico en metodologías de síntesis verde subraya su papel en las prácticas químicas sostenibles y ecológicamente conscientes.

APLICACIONES DE LABORATORIO

La capacidad tampón del ácido bórico lo posiciona como un componente crucial en soluciones de laboratorio que requieren un control preciso del pH. Su comportamiento como ácido débil le permite resistir cambios drásticos de pH, aportando estabilidad a las soluciones. Esta capacidad amortiguadora es particularmente valiosa en experimentos biológicos y bioquímicos donde mantener un rango de pH específico es esencial para obtener resultados precisos.

SISTEMAS TAMPÓN EN INVESTIGACIÓN BIOLÓGICA

El ácido bórico se emplea comúnmente en sistemas tampón para estudios que involucran ácidos nucleicos, enzimas y cultivos celulares. Su compatibilidad con los sistemas biológicos y su mínima interferencia con las reacciones enzimáticas lo convierten en la opción preferida en los laboratorios que realizan experimentos relacionados con la biología molecular y la bioquímica.

QUÍMICA ANALÍTICA

El ácido bórico encuentra aplicaciones en técnicas de química analítica, contribuyendo a la separación y análisis de compuestos. En la cromatografía iónica, el ácido bórico se utiliza como componente en las fases móviles, ayudando en la elución de iones de las columnas cromatográficas. Esta aplicación es particularmente relevante en el análisis ambiental y la determinación de especies iónicas en diversas muestras.

FOTOMETRÍA DE LLAMA

En la fotometría de llama, el ácido bórico sirve como agente liberador y ayuda a la atomización eficiente de ciertos elementos. Esta técnica se utiliza ampliamente en química analítica para la determinación cuantitativa de elementos como sodio, potasio y calcio en diversas matrices de muestras.

TITULACIONES COMPLEXOMÉTRICAS

Las propiedades quelantes del ácido bórico pasan a primer plano en las valoraciones complexométricas, donde forma complejos estables con iones metálicos. Esta característica se aprovecha en la determinación de concentraciones de metales en solución, contribuyendo a la precisión y exactitud de los métodos analíticos.

CAPÍTULO 6

Consideraciones de seguridad e impacto ambiental

El ácido bórico, si bien presenta diversas aplicaciones en diversos sectores, requiere un examen cuidadoso de su impacto ambiental y consideraciones de seguridad. Esta exploración integral profundiza en el impacto ecológico, las pautas de seguridad humana y las mejores prácticas para el manejo y almacenamiento del ácido bórico para asegurar su uso responsable.

IMPACTO ECOLÓGICO

El ácido bórico exhibe un grado moderado de persistencia ambiental. Si bien puede sufrir procesos naturales de degradación, su baja volatilidad y su limitada reactividad con el aire y el agua pueden contribuir a su presencia más prolongada en ciertos ecosistemas. Comprender su destino en el medio ambiente es crucial para evaluar los riesgos potenciales e implementar estrategias de gestión efectivas.

CONTAMINACIÓN DEL SUELO Y DEL AGUA

La introducción de ácido bórico en los sistemas de suelo y agua, principalmente a través de prácticas agrícolas y vertidos industriales, puede provocar una contaminación localizada. El potencial del compuesto para acumularse en el suelo genera preocupación sobre su impacto en la vida vegetal, y su solubilidad en agua puede contribuir a su transporte a los ecosistemas acuáticos.

EFECTOS SOBRE LA VIDA ACUÁTICA Y LOS ORGANISMOS TERRESTREES

En ambientes acuáticos, el ácido bórico puede afectar a diversos organismos, especialmente a los invertebrados acuáticos y a los peces. Los estudios sugieren que la exposición crónica a niveles elevados de boro puede interferir con los procesos reproductivos en algunas especies acuáticas, lo que enfatiza la importancia de monitorear y gestionar las concentraciones de boro en los cuerpos de agua.

ECOSISTEMAS TERRESTREES

En tierra, el impacto del ácido bórico en los organismos terrestres es menos pronunciado, y ciertas especies de plantas muestran cierto grado de tolerancia a los niveles elevados de boro. Sin embargo, las plantas sensibles pueden experimentar efectos adversos y los organismos que habitan en el suelo pueden verse influenciados por cambios en las concentraciones de boro.

DIRECTRICES DE SEGURIDAD HUMANA

La exposición ocupacional al ácido bórico es una consideración crítica en diversas industrias, incluidas la manufactura, la agricultura y los laboratorios. Las pautas de seguridad humana, como los límites de exposición permisibles (PEL) y los valores límite umbral (TLV), se establecen para proteger a los trabajadores de posibles efectos adversos para la salud asociados con la exposición prolongada al ácido bórico.

PROTECCIÓN RESPIRATORIA

En entornos donde las partículas de ácido bórico en el aire pueden representar un riesgo, se recomienda el uso de equipo de protección respiratoria. Esta medida de precaución ayuda a minimizar la exposición por inhalación y garantiza que los trabajadores operen dentro de los umbrales de seguridad establecidos.

PREOCUPACIONES DE SALUD REPRODUCTIVA Y DEL DESARROLLO

Se presta especial atención a los problemas de salud reproductiva y del desarrollo asociados con la exposición al ácido bórico. Las pautas ocupacionales a menudo incluyen medidas específicas para proteger a las trabajadoras embarazadas y a las personas en edad reproductiva, reconociendo el impacto potencial de los niveles elevados de boro en la fertilidad y el desarrollo fetal.

ROPA DE PROTECCIÓN Y EQUIPO DE PROTECCIÓN PERSONAL (EPI)

La implementación de ropa protectora y equipo de protección personal (EPP) es crucial para minimizar la exposición dérmica al ácido bórico. Esto incluye el uso de guantes, gafas de seguridad y vestimenta de trabajo adecuada para crear una barrera entre la piel y el compuesto.

MANIPULACIÓN Y ALMACENAMIENTO

Dado el potencial del ácido bórico para causar irritación de la piel, se recomienda a los manipuladores evitar el contacto directo con la piel. El uso de guantes protectores es una práctica estándar para prevenir la exposición dérmica. En los casos en que se produzca contacto con la piel, se recomienda un lavado rápido y minucioso del área afectada.

SISTEMA DE VENTILACIÓN

En entornos industriales, los sistemas de ventilación adecuados desempeñan un papel fundamental a la hora de minimizar las concentraciones de ácido bórico en el aire. Los sistemas de ventilación adecuadamente diseñados ayudan a controlar la dispersión de partículas, reduciendo el riesgo de exposición por inhalación entre los trabajadores.

DIRECTRICES DE ALMACENAMIENTO Y TRANSPORTE

Las consideraciones sobre el almacenamiento de ácido bórico implican la segregación de sustancias incompatibles para evitar posibles reacciones químicas. Es fundamental almacenar el ácido bórico lejos de ácidos y bases fuertes, lo que reduce el riesgo de interacciones indeseables.

EVITANDO LA EXPOSICIÓN A LA HUMEDAD

La susceptibilidad del ácido bórico a la humedad requiere su almacenamiento en condiciones secas para mantener su integridad química. La exposición a la humedad puede provocar grumos y apelmazamiento, lo que podría afectar la usabilidad del compuesto y complicar los procesos de manipulación.

CAPÍTULO 7

Ácido bórico en arte y artesanía

El ácido bórico, conocido por su versatilidad en diversas industrias, también hace notables contribuciones al mundo del arte y la artesanía. Esta exploración profundiza en las intrincadas formas en que se utiliza el ácido bórico en esfuerzos artísticos, desde la creación de fascinantes formaciones de cristales de bórax hasta su aplicación en cerámica y una variedad de otras actividades creativas.

CREACIONES DE CRISTAL DE BÓRAX

El bórax, un compuesto derivado del ácido bórico, es un elemento básico en la creación de cautivadoras formaciones cristalinas. Este esfuerzo artístico implica la formación de cristales intrincados mediante un proceso conocido como cristalización. Los cristales de bórax se utilizan a menudo para embellecer elementos decorativos, proporcionando un toque único y visualmente atractivo a diversos proyectos de arte.

TÉCNICAS DE CRECIMIENTO DE CRISTAL

El proceso de crecimiento de cristales de bórax implica disolver el bórax en agua caliente para crear una solución saturada. Posteriormente, se sumergen objetos o estructuras en la solución, actuando como base para el crecimiento de los cristales. Con el tiempo, a medida que la solución se enfría, las moléculas de bórax forman estructuras cristalinas en las superficies de los objetos, lo que da como resultado formaciones cristalinas impresionantes e intrincadas.

APLICACIONES DECORATIVAS

Las creaciones de cristal de bórax encuentran aplicaciones en decoración ornamental y diseño de joyería. Las formas y tamaños únicos de los cristales ofrecen a los artistas la oportunidad de crear piezas únicas. Los colgantes, aretes y adornos decorativos de cristal de bórax muestran la fusión de la ciencia y el arte en la creación de accesorios visualmente impactantes.

PROYECTOS EDUCATIVOS

En entornos educativos, los proyectos de cristal de bórax sirven como experimentos atractivos y prácticos. Los estudiantes pueden explorar los principios de la formación de cristales y aprender sobre la ciencia detrás del proceso artístico. Esta intersección del arte y la ciencia fomenta una comprensión más profunda de ambas disciplinas.

ÁCIDO BÓRICO EN CERÁMICA

El papel del ácido bórico en la cerámica se observa principalmente en las técnicas de vidriado. Los esmaltes, que realzan el atractivo estético de la cerámica, suelen contener ácido bórico como ingrediente clave. El ácido bórico contribuye a la composición general del vidriado, influyendo en su textura, color y apariencia final de la cerámica cocida.

MEJORA DEL COLOR

El ácido bórico es particularmente valorado por su papel en mejorar el desarrollo del color en los esmaltes. Puede intensificar ciertos tonos, contribuyendo a una coloración vibrante y dinámica en la cerámica terminada. Los artistas y alfareros suelen experimentar con concentraciones de ácido bórico para lograr las variaciones de color deseadas.

PROPIEDADES FUNDENTES

Como agente fundente, el ácido bórico promueve la fusión y fusión de los componentes del esmalte durante el proceso de cocción. Esto es esencial para lograr un esmalte suave y uniforme en la superficie de la cerámica. Las propiedades fundentes del ácido bórico contribuyen a los aspectos técnicos del vidriado, asegurando que el vidriado se adhiera uniformemente a la superficie cerámica.

INTERACCIÓN SUPERFICIAL Y EFECTOS CRISTALINOS

La influencia del ácido bórico se extiende más allá del vidriado básico, afectando la interacción superficial entre el vidriado y la cerámica. En determinadas condiciones de cocción, el ácido bórico puede contribuir al desarrollo de efectos cristalinos, añadiendo profundidad y complejidad a la textura visual de la cerámica terminada.

OTRAS APLICACIONES CREATIVAS

El ácido bórico encuentra aplicación en el mundo de la pirotecnia, contribuyendo a los colores vibrantes que se observan en los fuegos artificiales. Cuando se agrega a composiciones para llamas, el ácido bórico imparte un tono verde distintivo a las llamas. Esta aplicación creativa muestra la capacidad del compuesto para introducir efectos visualmente atractivos en actuaciones artísticas.

MANUALIDADES DE PAPEL Y SOLUCIONES RESISTENTES AL FUEGO

Las propiedades retardantes de llama del ácido bórico lo convierten en una valiosa adición a las manualidades con papel. Al incorporar ácido bórico en proyectos de papel o papel maché, los artistas pueden crear estructuras resistentes al fuego. Esto no sólo mejora la seguridad sino que también abre caminos para instalaciones artísticas innovadoras y a prueba de incendios.

TINTE PARA MADERA Y EFECTOS ARTÍSTICOS

En carpintería y carpintería artística, a veces se utiliza ácido bórico para teñir la madera. Su capacidad para reaccionar con ciertos tipos de madera puede dar como resultado coloraciones únicas, contribuyendo a la expresión artística de los artículos de madera elaborados.

ESCULTURAS Y ARTE DE MEDIOS MIXTOS

Los artistas que trabajan en escultura y arte de técnicas mixtas ocasionalmente incorporan ácido bórico para explorar texturas y formas. Ya sea experimentando con efectos de vidriado únicos o integrando elementos de cristal de bórax en piezas tridimensionales, el ácido bórico proporciona un medio dinámico y poco convencional para la expresión artística.

CAPÍTULO 8

Investigación e innovaciones en ácido bórico

El ácido bórico, un compuesto con una rica historia de aplicaciones, sigue siendo objeto de amplia investigación e innovación. Esta exploración profundiza en los estudios científicos en curso, arroja luz sobre los aspectos multifacéticos del ácido bórico y explora posibles usos emergentes que podrían dar forma a sus contribuciones futuras en varios dominios.

ESTUDIOS CIENTÍFICOS EN CURSO

Los estudios científicos en curso están investigando las propiedades antimicrobianas del ácido bórico para posibles aplicaciones en la atención sanitaria. La investigación preliminar sugiere que el ácido bórico puede exhibir actividad antimicrobiana de amplio espectro contra ciertos patógenos, lo que genera interés en su uso para el cuidado de heridas, tratamientos tópicos y como complemento de agentes antimicrobianos convencionales.

BORO Y SALUD ÓSEA

Están ganando importancia los estudios que exploran el papel del boro, derivado del ácido bórico, en la salud ósea. El boro es reconocido como un micronutriente esencial para el metabolismo óseo y las investigaciones en curso tienen como objetivo dilucidar los mecanismos a través de los cuales el boro influye en la densidad ósea, la mineralización y la salud esquelética en general.

REMEDIACIÓN AMBIENTAL

El potencial de remediación ambiental del ácido bórico es un foco de estudios en curso, especialmente en el contexto del tratamiento del agua. La capacidad del ácido bórico para formar complejos con ciertos contaminantes y contaminantes genera interés en su aplicación para la eliminación de metales pesados de fuentes de agua. La investigación está explorando métodos eficientes y sostenibles para utilizar ácido bórico en procesos de purificación de agua.

MODIFICACIONES DEL SUELO PARA LA AGRICULTURA SOSTENIBLE

En agricultura, los estudios en curso investigan el impacto del ácido bórico como enmienda del suelo para la producción agrícola sostenible. Los investigadores están explorando los efectos del ácido bórico en la fertilidad del suelo, la absorción de nutrientes por las plantas y su papel potencial en la mitigación de las deficiencias de nutrientes. Esta investigación se alinea con el objetivo más amplio de mejorar las prácticas agrícolas para una mayor sostenibilidad.

USOS POTENCIALES Y EMERGENTES FUTUROS

El potencial futuro del ácido bórico reside en su aplicación en materiales avanzados y nanotecnología. Los investigadores están explorando su papel en la síntesis de nanomateriales con propiedades únicas, que van desde una actividad catalítica mejorada hasta nuevas características electrónicas y ópticas. La participación del ácido bórico en el diseño de nanomateriales promete innovaciones en diversos campos tecnológicos.

NANOMEDICINA A BASE DE BORO

El campo emergente de la nanomedicina basada en boro presenta interesantes posibilidades para aplicaciones médicas. Los investigadores están investigando el desarrollo de nanopartículas que contienen boro para la administración selectiva de fármacos y la obtención de imágenes en el tratamiento del cáncer. El ácido bórico, como precursor de las nanopartículas que contienen boro, podría desempeñar un papel crucial en la configuración del futuro de la medicina personalizada.

ALMACENAMIENTO Y CONVERSIÓN DE ENERGÍA

El potencial del ácido bórico en tecnologías de conversión y almacenamiento de energía es un área de exploración activa. Las investigaciones en curso se centran en la utilización de ácido bórico en sistemas electroquímicos, como baterías y condensadores, para mejorar la capacidad de almacenamiento de energía y mejorar la eficiencia general de los procesos de conversión de energía. Estas innovaciones podrían contribuir al desarrollo de soluciones de almacenamiento de energía sostenibles y de alto rendimiento.

MATERIALES A BASE DE BORO PARA APLICACIONES SOLARES

El ácido bórico se está estudiando como precursor de materiales a base de boro con aplicaciones en energía solar. Las propiedades electrónicas únicas de los compuestos de boro los hacen atractivos para su uso en células solares y dispositivos fotovoltaicos. La investigación en esta área explora formas de aprovechar el ácido bórico para el desarrollo de tecnologías solares eficientes y rentables.

AEROESPACIAL Y RETARDANTE DE FUEGO

La industria aeroespacial está explorando el potencial del ácido bórico en materiales avanzados para componentes de aeronaves. Las investigaciones en curso investigan el uso de ácido bórico en materiales compuestos, ofreciendo propiedades ligeras y resistentes al fuego. Estas innovaciones podrían mejorar la seguridad y el rendimiento de las estructuras aeroespaciales.

NOVEDADES ENFOQUES PARA EL RETARDADO DE LLAMA

En el ámbito de la seguridad contra incendios, los investigadores están explorando enfoques novedosos para retardar las llamas utilizando ácido bórico. Se están realizando estudios para comprender sus interacciones con diferentes materiales y optimizar las formulaciones para mejorar las propiedades resistentes al fuego. Esta investigación tiene implicaciones para diversas aplicaciones, incluidos materiales de construcción, textiles y electrónica.

CAPÍTULO 9

Soluciones caseras de ácido bórico

La versatilidad del ácido bórico se extiende más allá de las aplicaciones industriales hasta el uso diario, lo que lo convierte en una opción popular para soluciones de bricolaje. Esta exploración integral profundiza en las complejidades de la creación de limpiadores caseros, la formulación de soluciones caseras para el control de plagas y la elaboración de recetas de belleza y cuidado de la piel que aprovechan las propiedades del ácido bórico.

LIMPIADORES CASEROS

Ingredientes:

1 taza de agua

1 cucharada de ácido bórico

1 cucharada de vinagre blanco

10 gotas de aceite esencial (opcional, para fragancia)

Instrucciones:

1. Combine agua y ácido bórico en un tazón.

2. Revuelva hasta que se disuelva el ácido bórico.

3. Agrega vinagre blanco a la mezcla.

4. Opcionalmente, agregue unas gotas de su aceite esencial preferido para darle fragancia.

5. Vierta la solución en una botella con atomizador para una fácil aplicación.

Uso:

Este limpiador multiusos de bricolaje se puede utilizar en diversas superficies, incluidas encimeras, vidrio y accesorios de baño. El ácido bórico contribuye a las propiedades antimicrobianas del limpiador, lo que lo hace eficaz para desinfectar superficies.

PESTAÑAS LIMPIADORAS DE INODOROS

Ingredientes:

1 taza de bicarbonato de sodio

1/4 taza de ácido bórico

1/4 taza de ácido cítrico

15-20 gotas de aceite esencial de limón

 Agua (en una botella con atomizador para rociar)

Instrucciones:

1. En un tazón, combine bicarbonato de sodio, ácido bórico y ácido cítrico.

2. Agregue aceite esencial de limón a la mezcla seca y mezcle bien.

3. Rocíe la mezcla ligeramente con agua, revolviendo continuamente hasta que mantenga su forma.

4. Presione la mezcla en moldes de silicona o forme pestañas con las manos.

5. Deje que las pestañas se sequen por completo antes de guardarlas en un recipiente hermético.

Uso:

Echa una pastilla en la taza del inodoro y deja que burbujee y se disuelva. Frote según sea necesario para obtener un limpiador refrescante y eficaz para la taza del inodoro.

FORMULACIONES DIY PARA EL CONTROL DE PLAGAS

Ingredientes:

1/2 taza de ácido bórico

1/2 taza de azúcar

Agua (según sea necesario)

Instrucciones:

1. Mezclar el ácido bórico y el azúcar en un bol.

2. Agregue gradualmente agua y revuelva hasta que se forme una pasta espesa.

3. Aplique pequeñas cantidades de pasta cerca de los senderos de hormigas y los puntos de entrada.

Uso:

El azúcar atrae a las hormigas y el ácido bórico actúa como un veneno de acción lenta. Las hormigas obreras llevan la pasta de regreso al nido, controlando efectivamente la población de hormigas con el tiempo.

ESTACIONES DE CEBO PARA CUCARACHAS

Ingredientes:

1/4 taza de ácido bórico

1/4 taza de harina

1/4 taza de azúcar

1/4 taza de manteca vegetal (o grasa de tocino)

Instrucciones:

1. Mezcle el ácido bórico, la harina, el azúcar y la manteca vegetal en un bol.

2. Forme bolitas o estaciones de cebo con la mezcla.

3. Coloque las estaciones de cebo en zonas frecuentadas por cucarachas.

Uso:

La combinación de ingredientes atractivos atrae a las cucarachas y el ácido bórico las elimina. Reemplace periódicamente las estaciones de cebo para una eficacia continua.

RECETAS DE BELLEZA Y CUIDADO DE LA PIEL

Solución casera para lavado de ojos

Ingredientes:

1 taza de agua esterilizada

1/4 cucharadita de ácido bórico

Instrucciones:

1. Hierva agua y déjela enfriar a temperatura ambiente.

2. Disuelva el ácido bórico en el agua esterilizada.

3. Vierta la solución en un vaso lavaojos limpio y esterilizado.

Uso:

Utilice la solución lavaojos casera para enjuagar y calmar los ojos irritados. Garantizar una higiene adecuada para evitar la contaminación.

TRATAMIENTO DE MANCHAS DE ACNÉ

Ingredientes:

1 cucharadita de ácido bórico en polvo

1 cucharada de gel de aloe vera

Instrucciones:

1. Mezcle polvo de ácido bórico con gel de aloe vera para formar una pasta.

2. Aplique la pasta directamente sobre las manchas de acné.

3. Déjalo actuar durante 10-15 minutos y enjuaga con agua.

Uso:

Este tratamiento casero para las manchas del acné combina las propiedades antimicrobianas del ácido bórico con las propiedades calmantes y curativas del aloe vera.

CAPÍTULO 10

Riesgos y precauciones

El ácido bórico, si bien es versátil en sus aplicaciones, requiere una cuidadosa consideración de los riesgos potenciales y la implementación de precauciones adecuadas. Esta exploración exhaustiva profundiza en los riesgos asociados con la toxicidad y la sobreexposición, las posibles reacciones alérgicas y las prácticas de manipulación segura para garantizar un uso responsable en diversos ámbitos.

TOXICIDAD Y SOBREEXPOSICIÓN

El ácido bórico presenta un riesgo de toxicidad si se ingiere en cantidades significativas. La gravedad de los síntomas depende de la dosis y la ingestión de grandes cantidades puede provocar intoxicación. Las fuentes comunes de ingestión accidental incluyen ciertos productos para el control de plagas y artículos domésticos mal almacenados que contienen ácido bórico.

Síntomas de toxicidad:

Náuseas y vómitos

Dolor abdominal

Diarrea

Dolor de cabeza

Erupción cutanea

Efectos sobre el sistema nervioso central (p. ej., confusión, temblores)

Medidas preventivas:

Mantenga fuera del alcance los productos que contienen ácido bórico, especialmente aquellos atractivos para los niños.

Guarde el ácido bórico en recipientes claramente etiquetados y lejos de los alimentos.

Siga las precauciones adecuadas al utilizar ácido bórico en formulaciones de bricolaje.

EXPOSICIÓN POR INHALACIÓN

Evaluación de riesgos:

En entornos ocupacionales, puede ocurrir exposición por inhalación de polvo o aerosoles de ácido bórico durante la manipulación y el procesamiento. La inhalación prolongada de altas concentraciones puede provocar irritación respiratoria y posible daño pulmonar.

Síntomas de sobreexposición:

Irritación respiratoria

Toser

Dificultad para respirar

Congestión nasal

Irritación de garganta

Medidas preventivas:

Utilice equipo de protección personal adecuado, incluida protección respiratoria, en áreas con partículas de ácido bórico en el aire.

Implementar sistemas de ventilación efectivos para minimizar las concentraciones en el aire.

EXPOSICIÓN DÉRMICA

Evaluación de riesgos:

La exposición dérmica al ácido bórico puede provocar irritación de la piel. El contacto prolongado o repetido puede provocar dermatitis. Las personas con afecciones cutáneas preexistentes pueden ser más susceptibles a los efectos adversos.

Síntomas de sobreexposición:

Enrojecimiento e irritación

Picazón o sarpullido

Piel seca o escamosa

Medidas preventivas:

Utilice ropa y guantes protectores cuando manipule ácido bórico.

Lávese bien las manos después del contacto.

Busque atención médica si persiste la irritación de la piel.

REACCIONES ALÉRGICAS

Evaluación de riesgos:

Las personas pueden desarrollar sensibilización o reacciones alérgicas al ácido bórico, particularmente con exposición repetida. La sensibilidad varía entre individuos y las alergias o afecciones de la piel preexistentes pueden aumentar la probabilidad de reacciones adversas.

Síntomas de reacciones alérgicas:

Enrojecimiento de la piel y picazón.

 Hinchazón

Urticaria o sarpullido

Síntomas respiratorios (en casos graves)

Medidas preventivas:

Realice pruebas de parche antes de usar productos que contengan ácido bórico en la piel.

Las personas con alergias o sensibilidades conocidas deben tener precaución y consultar a un profesional de la salud.

PRÁCTICAS DE MANEJO SEGURO

Medidas de protección:

Use guantes, gafas de seguridad y ropa adecuada cuando manipule ácido bórico.

Utilice protección respiratoria en áreas con posible exposición al aire.

CONTROLES DE VENTILACIÓN E INGENIERÍA

Medidas de seguridad:

Asegure una ventilación adecuada en las áreas donde se usa o procesa ácido bórico.

Implementar controles de ingeniería, como sistemas de escape locales, para minimizar las concentraciones en el aire.

ALMACENAMIENTO Y ETIQUETADO

Pautas de almacenamiento:

Guarde el ácido bórico en recipientes claramente etiquetados.

Guárdelo en un lugar fresco y seco, alejado de sustancias incompatibles.

Almacenar fuera del alcance de los niños y las mascotas.

RESPUESTA DE EMERGENCIA Y PRIMEROS AUXILIOS

Medidas de preparación:

Tenga implementado un plan de respuesta de emergencia para exposiciones accidentales.

Familiarícese con las medidas de primeros auxilios en caso de ingestión, inhalación y exposición dérmica.

CONSULTA PROFESIONAL

Consejos de atención médica:

Consulte con un profesional de la salud si experimenta síntomas de sobreexposición o reacciones alérgicas.

Informe a los proveedores de atención médica sobre la posible exposición al ácido bórico.

CAPÍTULO BONIFICADO

Preguntas frecuentes

1. P: ¿Qué es el ácido bórico?

R: El ácido bórico es un compuesto químico que contiene boro, hidrógeno y oxígeno. Es un polvo blanco y cristalino con diversas aplicaciones.

2. P: ¿Dónde se encuentra naturalmente el ácido bórico?

R: Ocurre naturalmente en ciertos minerales y ambientes volcánicos. Comercialmente, a menudo se extrae del bórax.

3. P: ¿Cómo se utiliza el ácido bórico en el control de plagas?

R: El ácido bórico se utiliza en el control de plagas como veneno de acción lenta. Se incorpora a cebos o polvos para controlar insectos como hormigas y cucarachas.

4. P: ¿Es el ácido bórico seguro para los humanos?

R: En concentraciones reguladas, el ácido bórico generalmente se considera seguro para aplicaciones específicas, como la conservación de alimentos y el uso medicinal. Sin embargo, una exposición excesiva puede ser perjudicial.

5. P: ¿Puedo usar ácido bórico como solución de limpieza casera?

R: Sí, el ácido bórico es un ingrediente común en los limpiadores de bricolaje. Se puede utilizar para superficies y como limpiador de inodoros.

6. P: ¿Qué precauciones debo tomar al manipular ácido bórico?

R: Utilice equipo de protección como guantes y gafas protectoras. Siga las pautas adecuadas de ventilación y almacenamiento para minimizar la exposición.

7. P: ¿Se puede utilizar ácido bórico para el cuidado de la piel?

R: En concentraciones reguladas, el ácido bórico se utiliza en determinados productos para el cuidado de la piel. Sin embargo, debe usarse con precaución debido a la posible sensibilidad de la piel.

8. P: ¿El ácido bórico mata el moho?

R: Sí, el ácido bórico puede ser eficaz para eliminar el moho. Altera la estructura celular del moho, dificultando su crecimiento.

9. P: ¿Es el ácido bórico lo mismo que el bórax?

R: No, son compuestos diferentes. El bórax es una sal del ácido bórico y tiene sus propias propiedades distintivas.

10. P: ¿Se puede utilizar el ácido bórico para las infecciones oculares?

R: El ácido bórico se usa en algunas soluciones de lavado de ojos para aliviar la irritación ocular, pero solo debe usarse según las indicaciones.

11. P: ¿Es el ácido bórico respetuoso con el medio ambiente?

R: Si bien se considera de baja toxicidad ambiental, el uso excesivo o la eliminación inadecuada pueden tener impactos ambientales.

12. P: ¿Se puede utilizar ácido bórico para conservar la madera?

R: Sí, el ácido bórico se utiliza para la conservación de la madera debido a su capacidad para disuadir plagas y hongos. A menudo se aplica como solución.

13. P: ¿Puede el ácido bórico ser tóxico para las mascotas?

R: Sí, el ácido bórico puede ser tóxico para las mascotas si se ingiere en cantidades significativas.

Mantenga los productos para mascotas que contengan ácido bórico fuera de su alcance.

14. P: ¿Es eficaz el ácido bórico contra las chinches?

R: El ácido bórico se puede utilizar como parte de una estrategia de control de chinches, pero puede que no sea la única solución.

15. P: ¿Se puede utilizar el ácido bórico en la agricultura?

R: Sí, el ácido bórico se utiliza como enmienda del suelo en la agricultura para abordar las deficiencias de boro en los cultivos.

16. P: ¿Caduca el ácido bórico?

R: El ácido bórico no tiene una fecha de vencimiento específica si se almacena adecuadamente. Sin embargo, verifique si hay cambios de color u olor.

17. P: ¿Se puede utilizar ácido bórico en piscinas?

R: Sí, el ácido bórico a veces se usa en piscinas para ayudar a controlar los niveles de pH y prevenir el crecimiento de algas.

18. P: ¿Es el ácido bórico retardante de llama?

R: El ácido bórico puede tener propiedades retardantes de llama y se utiliza en determinadas formulaciones para este fin.

19. P: ¿Se puede utilizar ácido bórico para el control de termitas?

R: Si bien no es el tratamiento principal para el control de termitas, el ácido bórico se puede utilizar como medida complementaria.

20. P: ¿Puedo mezclar ácido bórico con otros agentes de limpieza?

R: Generalmente se recomienda evitar mezclar ácido bórico con otros agentes de limpieza para evitar posibles reacciones químicas.

21. P: ¿Se puede utilizar ácido bórico para controlar las malas hierbas?

R: El ácido bórico no se suele utilizar para controlar las malas hierbas, ya que también puede dañar las plantas deseables.

22. P: ¿Se puede utilizar ácido bórico en envases de alimentos?

R: No es común usar ácido bórico directamente en envases de alimentos, pero se puede usar indirectamente en materiales aprobados para tal uso.

23. P: ¿Se puede utilizar el ácido bórico en cosmética?

R: El ácido bórico se utiliza en ciertos cosméticos pero está sujeto a límites de concentración y regulaciones específicas.

24. P: ¿Se puede utilizar ácido bórico para conservar muestras de taxidermia?

R: Sí, el ácido bórico se puede utilizar para preservar especímenes de taxidermia actuando como agente secante y repelente de insectos.

25. P: ¿Es el ácido bórico eficaz contra los lepismas?

R: Sí, el ácido bórico puede ser eficaz para controlar los pececillos de plata cuando se aplica en las áreas que frecuentan.

26. P: ¿Se puede utilizar ácido bórico para preservar documentos históricos?

R: El ácido bórico se puede utilizar en la preservación de documentos históricos para disuadir plagas y hongos. Sin embargo, su uso debe controlarse cuidadosamente.

27. P: ¿Se puede utilizar ácido bórico para controlar las pulgas?

R: Sí, el ácido bórico se puede aplicar a las alfombras y a la ropa de cama de las mascotas para controlar las infestaciones de pulgas.

28. P: ¿Se puede utilizar el ácido bórico con fines dentales?

R: El ácido bórico no se usa comúnmente en aplicaciones dentales. Los tratamientos dentales deben realizarse utilizando materiales aprobados.

29. P: ¿Se puede utilizar ácido bórico para el tratamiento de la carcoma?

R: Sí, el ácido bórico se puede aplicar a las superficies de madera para disuadir a los insectos perforadores de la madera, como la carcoma.

30. P: ¿Es eficaz el ácido bórico contra las termitas?

R: Si bien puede tener cierto impacto sobre las termitas, el ácido bórico no se considera el tratamiento más eficaz para las infestaciones de termitas.

31. P: ¿Se puede utilizar ácido bórico para conservar muestras de insectos?

R: Sí, el ácido bórico se usa comúnmente en colecciones de insectos para preservar especímenes.

32. P: ¿Se puede utilizar ácido bórico en productos para bebés?

R: El ácido bórico no se suele utilizar en productos para bebés y se debe tener precaución para evitar una posible exposición.

33. P: ¿Se puede utilizar ácido bórico para tratar la podredumbre de la madera?

R: Sí, el ácido bórico se usa en algunas formulaciones para tratar y prevenir la pudrición de la madera.

34. P: ¿Se puede utilizar ácido bórico para matar algas en estanques?

R: Si bien puede tener cierto impacto, el ácido bórico no es la opción principal para el control de algas en los estanques.

35. P: ¿Se puede utilizar ácido bórico para conservar flores?

R: Sí, el ácido bórico se puede utilizar para preservar las flores inhibiendo el crecimiento de bacterias y hongos.

36. P: ¿Se puede utilizar ácido bórico para conservar el cuero?

R: Sí, el ácido bórico se puede utilizar en la conservación del cuero para evitar daños por moho y insectos.

37. P: ¿Se puede utilizar ácido bórico para controlar el olor de los pies?

R: Sí, el ácido bórico se puede usar en talcos o soluciones para pies para ayudar a controlar el olor de los pies.

38. P: ¿Se puede utilizar ácido bórico para prevenir daños causados por los ratones de biblioteca?

R: Sí, el ácido bórico se puede aplicar a estanterías y áreas de almacenamiento para disuadir a los insectos taladradores de libros.

39. P: ¿Se puede utilizar ácido bórico en filtros de piscinas?

R: Sí, a veces se utiliza ácido bórico en los filtros de piscinas para mejorar la calidad del agua.

40. P: ¿Se puede utilizar ácido bórico para conservar pieles de animales?

R: Sí, el ácido bórico se puede utilizar en la conservación de pieles de animales para evitar su descomposición.

41. P: ¿Se puede utilizar ácido bórico para conservar semillas?

R: Sí, se puede aplicar ácido bórico a las semillas para protegerlas de plagas y hongos durante el almacenamiento.

42. P: ¿Se puede utilizar el ácido bórico en proyectos de artes y manualidades?

R: Sí, el ácido bórico se utiliza en ciertos proyectos artísticos y artesanales, como la elaboración de creaciones de cristal de bórax.

43. P: ¿Se puede utilizar ácido bórico para controlar las hormigas bravas?

R: El ácido bórico se puede utilizar como parte de una estrategia para controlar las hormigas bravas, pero puede que no sea la única solución.

44. P: ¿Se puede utilizar ácido bórico para prevenir el daño de la polilla de la lana?

R: Sí, se puede aplicar ácido bórico a prendas de lana para disuadir a las polillas de la lana.

45. P: ¿Se puede utilizar el ácido bórico en agricultura ecológica?

R: Sí, el ácido bórico está aprobado para su uso en agricultura orgánica para abordar las deficiencias de boro en los cultivos.

46. P: ¿Se puede utilizar ácido bórico para preservar artefactos históricos?

R: Sí, el ácido bórico se puede utilizar para preservar artefactos históricos al disuadir plagas y hongos.

47. P: ¿Se puede utilizar el ácido bórico para prevenir la corrosión de los metales?

R: Si bien puede tener algún efecto inhibidor, el ácido bórico no es la opción principal para prevenir la corrosión de los metales.

48. P: ¿Se puede utilizar ácido bórico para prevenir el deslustre de la plata?

R: Sí, el ácido bórico se puede utilizar para crear soluciones que ayuden a prevenir el deslustre de la plata.

49. P: ¿Se puede utilizar el ácido bórico para tratar las infecciones por hongos?

R: Algunas formulaciones que contienen ácido bórico se usan para tratar ciertos tipos de candidiasis, pero se recomienda consultar a un médico.

50. P: ¿Se puede utilizar el ácido bórico para conservar fósiles?

R: Sí, el ácido bórico se puede utilizar en la conservación de fósiles para disuadir plagas y hongos.

CAPÍTULO 1

Conceptos básicos del ácido bórico

El ácido bórico, con la fórmula química H_3BO_3, es un ácido de Lewis monobásico débil. Está formado por átomos de boro, hidrógeno y oxígeno dispuestos en una estructura plana trigonal. El átomo de boro central está rodeado por tres grupos hidroxilo (OH). Su peso molecular es de aproximadamente 61,83 gramos por mol.

PROPIEDADES FÍSICAS:

1. Apariencia: El ácido bórico es un polvo cristalino blanco o cristales incoloros con una sensación ligeramente grasosa.

2. Solubilidad: Es escasamente soluble en agua fría pero se disuelve más fácilmente en agua caliente.

3. Punto de fusión: El ácido bórico tiene un punto de fusión de alrededor de 169 °C (336 °F).

4. Olor: Es inodoro.

5. Sabor: El ácido bórico tiene un sabor dulzón, aunque se desaconseja su ingestión debido a su potencial toxicidad.

COMPORTAMIENTO QUÍMICO:

1. Naturaleza ácida: el ácido bórico actúa como un ácido débil, liberando iones de hidrógeno (H^+) cuando se disuelve en agua.

2. Capacidad tamponadora: Exhibe propiedades tamponadoras, ayudando a mantener un pH estable en soluciones.

3. Reactividad: si bien es relativamente estable en condiciones normales, el ácido bórico puede reaccionar con agentes reductores y sufrir reacciones leves.

DERIVADOS:

1. Bórax (borato de sodio): el ácido bórico es un precursor del bórax, un compuesto de borato de sodio ampliamente utilizado en diversas aplicaciones, incluida la limpieza y como fundente en metalurgia.

2. Boratos: el ácido bórico forma varios compuestos de borato, que desempeñan un papel en la estabilización de ciertos materiales.

CONTEXTO HISTÓRICO EN SALUD FEMENINA

Usos antiguos:

El uso histórico del ácido bórico en la salud femenina se remonta a siglos atrás. En la antigüedad, las sustancias que contenían boro se utilizaban con fines medicinales, aunque el conocimiento de su composición química era limitado.

Reconocimiento del siglo XIX:

El siglo XIX marcó un período crucial en el que el ácido bórico ganó reconocimiento por sus propiedades medicinales. Sus características antisépticas y ligeramente ácidas se exploraron en diversas aplicaciones, incluido el cuidado de heridas y tratamientos oculares.

Introducción a la Ginecología:

El ácido bórico llegó a la ginecología a medida que los médicos buscaban remedios eficaces para abordar ciertos problemas de salud de las mujeres. Su potencial como antiséptico y su capacidad para ayudar a mantener un pH equilibrado lo convirtieron en una opción intrigante.

Tratamiento para infecciones vaginales:

El ácido bórico ganó prominencia como tratamiento para las infecciones vaginales recurrentes, particularmente las causadas por especies de Candida. Sus propiedades antifúngicas se aprovecharon en formulaciones de supositorios para aplicaciones específicas.

Estudios y Formulaciones Científicas:

1. Investigación temprana: El interés científico en la eficacia del ácido bórico contra las infecciones vaginales llevó a que los primeros estudios validaran sus propiedades antifúngicas.

2. Ensayos clínicos: Los ensayos clínicos controlados investigaron más a fondo la eficacia del ácido bórico para abordar problemas ginecológicos específicos, contribuyendo a su inclusión en los protocolos médicos.

Uso médico actual:

Hoy en día, el ácido bórico sigue siendo parte de ciertos tratamientos médicos, especialmente para personas que experimentan infecciones vaginales recurrentes o resistentes. Está disponible en formulaciones de supositorios recetados, lo que ofrece un enfoque localizado y dirigido.

Consideraciones y precauciones:

1. Supervisión Médica: El uso del ácido bórico en la salud femenina siempre debe ser bajo la supervisión y orientación de profesionales de la salud.

2. Contraindicaciones: Las personas con alergias, sensibilidades o condiciones médicas específicas pueden tener contraindicaciones para el uso de ácido bórico.

CAPITULO 2

DESAFÍOS DE SALUD FEMENINA

La vaginosis bacteriana (VB) es una infección vaginal común caracterizada por un desequilibrio en la flora bacteriana de la vagina. Si bien no siempre produce síntomas perceptibles, la VB puede provocar complicaciones si no se trata.

CAUSAS:

1. Desequilibrio bacteriano: la VB ocurre cuando se altera el equilibrio entre las bacterias beneficiosas y dañinas en la vagina. El crecimiento excesivo de bacterias dañinas, como Gardnerella vaginalis, prevalece sobre los lactobacilos, alterando el equilibrio normal.

2. Actividad sexual: Ciertos comportamientos sexuales, como múltiples parejas o una nueva pareja sexual, pueden aumentar el riesgo de VB.

3. Duchas vaginales: la introducción de sustancias extrañas en la vagina, incluidos productos para duchas vaginales, altera el equilibrio natural del pH y puede contribuir a la VB.

4. Uso de antibióticos: Los antibióticos de amplio espectro pueden alterar la microbiota vaginal, haciendo que las mujeres sean más susceptibles a la VB.

SÍNTOMAS:

1. Secreción vaginal: un síntoma común es una secreción característica con un olor desagradable a "pescado".

2. Picazón e irritación: algunas mujeres pueden experimentar picazón o irritación en el área genital.

3. Sensación de ardor: Puede producirse malestar o sensación de ardor al orinar.

4. Secreción fina y grisácea: la VB puede presentarse con una secreción vaginal fina y de color blanco grisáceo.

5. Ausencia de picazón en la mayoría de los casos: a diferencia de las infecciones por hongos, la VB generalmente no causa picazón intensa.

COMPLICACIONES:

1. Mayor riesgo de ITS: La VB se ha asociado con un mayor riesgo de contraer infecciones de transmisión sexual (ITS) como el VIH, el virus del herpes simple (VHS) y la clamidia.

2. Complicaciones del embarazo: las mujeres embarazadas con VB no tratada pueden enfrentar un riesgo elevado de parto prematuro y bajo peso al nacer.

DIAGNOSTICO Y TRATAMIENTO:

1. Examen clínico: los proveedores de atención médica pueden diagnosticar la VB según los síntomas y un examen clínico.

2. Pruebas de laboratorio: Las pruebas pueden implicar examinar el fluido vaginal bajo un microscopio o realizar pruebas de pH.

3. Antibióticos: la VB generalmente se trata con antibióticos, como metronidazol o clindamicina, cuyo objetivo es restablecer el equilibrio de las bacterias vaginales.

MEDIDAS PREVENTIVAS:

1. Limite las duchas vaginales: Evite las duchas vaginales innecesarias, ya que pueden alterar el entorno vaginal natural.

2. Prácticas sexuales seguras: Practicar sexo seguro y limitar el número de parejas sexuales puede ayudar a reducir el riesgo de VB.

3. Probióticos: algunos estudios sugieren que el uso de probióticos puede contribuir a mantener un microbioma vaginal saludable.

INFECCIONES POR CANDIDA: SOBRECRECIMIENTO DE LEVADURA Y SU IMPACTO

Las infecciones por Candida, comúnmente conocidas como candidiasis, son causadas por el crecimiento excesivo de Candida, un tipo de levadura, en el área vaginal. La cándida es un microorganismo natural, pero un crecimiento excesivo puede provocar molestias y problemas de salud.

CAUSAS:

1. Inmunosupresión: las condiciones o medicamentos que debilitan el sistema inmunológico, como el VIH o el uso de corticosteroides, pueden aumentar el riesgo de crecimiento excesivo de Candida.

2. Uso de antibióticos: Al igual que la VB, el uso de antibióticos de amplio espectro puede alterar el equilibrio de los microorganismos en la vagina, promoviendo el crecimiento excesivo de levadura.

3. Cambios hormonales: las fluctuaciones hormonales durante el embarazo, la menstruación o la menopausia pueden crear un ambiente propicio para el crecimiento excesivo de levadura.

4. Diabetes no controlada: La diabetes mal controlada puede contribuir a niveles elevados de azúcar en sangre, proporcionando un entorno favorable para la Candida.

SÍNTOMAS:

1. Picazón y ardor: Las infecciones por hongos a menudo causan picazón intensa y sensación de ardor en el área vaginal.

2. Secreción espesa y blanca: una secreción espesa, blanca y parecida al requesón es un síntoma característico.

3. Enrojecimiento e hinchazón: los tejidos vulvar y vaginal pueden aparecer enrojecidos e hinchados.

4. Dolor al orinar y tener relaciones sexuales: Las molestias al orinar y tener relaciones sexuales son comunes.

COMPLICACIONES:

1. Infecciones recurrentes: algunas mujeres pueden experimentar candidiasis recurrentes, lo que indica problemas subyacentes que necesitan más investigación.

2. Impacto en la calidad de vida: las infecciones por hongos persistentes o recurrentes pueden afectar significativamente la calidad de vida de una mujer, provocando angustia y malestar emocional.

DIAGNOSTICO Y TRATAMIENTO:

1. Examen clínico: los proveedores de atención médica pueden diagnosticar una candidiasis según los síntomas y un examen pélvico.

2. Pruebas de Laboratorio: En algunos casos se podrá tomar un hisopo para confirmar la presencia de Candida o descartar otras infecciones.

3. Medicamentos antimicóticos: el tratamiento generalmente implica medicamentos antimicóticos, disponibles en diversas formas, como cremas, supositorios o tabletas orales.

MEDIDAS PREVENTIVAS:

1. Mantenga una buena higiene: Mantenga la zona genital limpia y seca, evitando el uso excesivo de jabones fuertes.

2. Ropa interior de algodón: Use ropa interior de algodón transpirable para ayudar a prevenir la acumulación de humedad.

3. Evite la ropa ajustada: elija ropa holgada para reducir la fricción y promover la circulación del aire.

4. Manejar las condiciones subyacentes: controlar condiciones como la diabetes y mantener un sistema inmunológico saludable.

CAPÍTULO 3

MECANISMO DE ACCIÓN DEL ÁCIDO BÓRICO

El mecanismo de acción del ácido bórico abarca funciones multifacéticas y una de sus contribuciones fundamentales es la regulación del equilibrio del pH en el entorno vaginal. El pH vaginal sirve como un factor crítico para mantener un ecosistema microbiano saludable y cualquier alteración puede provocar diversos problemas ginecológicos.

pH vaginal normal:

1. Ambiente ácido: La vagina sana es naturalmente ácida y normalmente mantiene un nivel de pH entre 3,8 y 4,5. Este ambiente ácido se atribuye principalmente a la

presencia de ácido láctico producido por los lactobacilos, bacterias beneficiosas predominantes en la flora vaginal.

2. Equilibrio microbiano: El pH ácido sirve como barrera protectora, evitando el crecimiento excesivo de microorganismos dañinos al tiempo que promueve el crecimiento de lactobacilos.

FACTORES QUE AFECTAN EL PH VAGINAL:

1. Ciclo Menstrual: El pH puede variar durante el ciclo menstrual, siendo ligeramente más alcalino durante la menstruación.

2. Actividad sexual: El semen tiene un pH alcalino, elevando temporalmente el pH vaginal después del coito.

3. Infecciones: Condiciones como la vaginosis bacteriana o las infecciones por Candida pueden alterar el equilibrio normal del pH.

EL PAPEL REGULADOR DEL PH DEL ÁCIDO BÓRICO:

1. Efecto acidificante: el ácido bórico exhibe un efecto acidificante cuando se introduce en el ambiente vaginal. Ayuda a restaurar y mantener el pH ácido necesario para la proliferación de lactobacilos.

2. Interrupción de microbios dañinos: al crear un ambiente desfavorable para el crecimiento de bacterias y hongos dañinos, el ácido bórico ayuda a restablecer un ecosistema microbiano equilibrado.

APLICACIÓN EN EL TRATAMIENTO DE INFECCIONES:

1. Vaginosis bacteriana: en casos de vaginosis bacteriana (VB), donde se produce un crecimiento excesivo de bacterias dañinas, el ácido bórico ayuda a reequilibrar el pH vaginal, creando un ambiente menos propicio para la persistencia de bacterias patógenas.

2. Infecciones por Candida: En las infecciones por Candida, donde el crecimiento excesivo de levaduras es prominente, el efecto acidificante del ácido bórico contribuye a restaurar el pH a niveles inhóspitos para la proliferación de Candida.

CONSIDERACIONES CLÍNICAS:

1. Precisión en la aplicación: El uso de ácido bórico para la regulación del pH requiere precisión para evitar una acidificación excesiva, que podría provocar irritación o malestar.

2. **Formulaciones en supositorios:** El ácido bórico a menudo se formula en supositorios para aplicaciones controladas y localizadas.

PROPIEDADES ANTIFÚNGICAS Y ANTIBACTERIANAS

Propiedades antifúngicas:

1. Alteración de las membranas celulares de los hongos: el ácido bórico ejerce efectos antifúngicos al alterar la integridad de las membranas celulares de los hongos. Esta alteración compromete la estructura y función de la célula, inhibiendo su crecimiento y replicación.

2. Inhibición de procesos enzimáticos: el ácido bórico interfiere con procesos enzimáticos cruciales dentro de las células fúngicas, impidiendo su capacidad de prosperar y provocando eventualmente la muerte celular.

3. Prevención de la formación de biopelículas: Es menos probable que se desarrollen biopelículas, una matriz protectora formada por células fúngicas, en presencia de ácido bórico, lo que reduce la resistencia de las colonias de hongos.

APLICACIÓN EN INFECCIONES POR CANDIDA:

1. Tratamiento dirigido: Las propiedades antimicóticas del ácido bórico lo convierten en un tratamiento dirigido para las infecciones por Candida, especialmente en los casos en los que los medicamentos antimicóticos estándar pueden ser menos efectivos.

2. Cepas resistentes: El ácido bórico ha demostrado eficacia contra cepas de Candida resistentes a agentes antifúngicos convencionales, proporcionando una opción terapéutica alternativa.

PROPIEDADES ANTIBACTERIANAS:

1. Alteración de las membranas celulares bacterianas: las propiedades antibacterianas del ácido bórico implican mecanismos similares a sus efectos antifúngicos, alterando la integridad de las membranas

celulares bacterianas y obstaculizando las funciones celulares esenciales.

2. Interferencia con los procesos celulares: al interferir con los procesos enzimáticos bacterianos, el ácido bórico altera el equilibrio esencial para la supervivencia bacteriana.

3. Potencial contra las bacterias relacionadas con la VB: en el contexto de la vaginosis bacteriana, el ácido bórico puede ejercer efectos antibacterianos contra bacterias patógenas específicas asociadas con la afección.

CONSIDERACIONES CLÍNICAS:

1. Especificidad en acción: Las propiedades antifúngicas y antibacterianas del ácido bórico demuestran un grado de especificidad, dirigiéndose a los microorganismos patógenos y preservando al mismo tiempo la flora beneficiosa.

2. Precaución en la concentración: La concentración de ácido bórico utilizada en las formulaciones debe calibrarse cuidadosamente para lograr efectos terapéuticos sin causar irritación o reacciones adversas.

CAPÍTULO 4

SEGURIDAD Y USO ADECUADO

Garantizar el uso seguro y eficaz del ácido bórico en aplicaciones ginecológicas requiere una comprensión profunda de las pautas y recomendaciones de dosificación. Si bien el ácido bórico ha demostrado eficacia para abordar ciertas condiciones, su aplicación debe seguir protocolos precisos para prevenir efectos adversos.

Formulaciones de supositorios:

1. **Variaciones de concentración:** El ácido bórico se formula comúnmente en supositorios con concentraciones que oscilan entre 600 mg y 800 mg por supositorio.

2. Frecuencia de uso: La frecuencia de uso recomendada varía y generalmente la determinan los profesionales de la salud según la gravedad de la afección. Puede variar desde una vez al día hasta algunas veces por semana.

3. Duración del tratamiento: La duración del tratamiento también varía, pero a menudo se limita a un período de tiempo específico para evitar una exposición prolongada.

PRECISIÓN EN LA APLICACIÓN:

1. Uso de aplicadores: Muchos supositorios de ácido bórico vienen con aplicadores para una inserción precisa. El uso adecuado de estos aplicadores ayuda a garantizar una administración de dosis precisa.

2. Posicionamiento durante la inserción: a menudo se brindan instrucciones claras sobre el posicionamiento

durante la inserción, como acostarse o elevar las caderas, para mejorar la efectividad de la aplicación.

ORIENTACIÓN PROFESIONAL DE SALUD:

1. Enfoque individualizado: las recomendaciones de dosificación deben individualizarse en función de factores como la afección específica que se está tratando, la gravedad de los síntomas y la salud general del paciente.

2. Consulta con el proveedor de atención médica: las personas que estén considerando el uso de ácido bórico deben consultar con su proveedor de atención médica para obtener orientación personalizada sobre la dosis y los planes de tratamiento.

RIESGOS POTENCIALES Y PRECAUCIONES

Si bien el ácido bórico ha demostrado eficacia, es fundamental reconocer los riesgos potenciales y tomar las precauciones necesarias para mitigar los efectos adversos. El cumplimiento de las medidas de seguridad es primordial para promover el bienestar de las personas que utilizan ácido bórico con fines ginecológicos.

Preocupaciones por la toxicidad:

1. Evite la ingestión: El ácido bórico nunca debe ingerirse, ya que puede resultar tóxico si se ingiere en grandes cantidades. Las formulaciones de ácido bórico generalmente incluyen instrucciones claras que enfatizan únicamente el uso externo.

2. Mantener fuera del alcance de los niños: debido a su posible toxicidad, especialmente en poblaciones pediátricas, los productos de ácido bórico deben

almacenarse de forma segura y mantenerse fuera del alcance de los niños.

REACCIONES ALÉRGICAS:

1. Prueba de parche: algunas personas pueden ser sensibles o alérgicas al ácido bórico. Realizar una prueba de parche antes del uso regular puede ayudar a identificar posibles reacciones alérgicas.

2. Suspenda su uso si se produce irritación: si se produce irritación, enrojecimiento o malestar, las personas deben suspender su uso y buscar orientación de un profesional de la salud.

EMBARAZO Y LACTANCIA:

Consulta con un proveedor de atención médica: las personas embarazadas y lactantes deben consultar a su proveedor de atención médica antes de usar ácido bórico. Si bien la investigación sobre su seguridad durante el embarazo es limitada, a menudo se recomienda precaución.

CONDICIONES DE SALUD PREEXISTENTES:

Condiciones subyacentes: las personas con condiciones de salud preexistentes, como sistemas inmunológicos comprometidos o enfermedades crónicas, deben consultar con su proveedor de atención médica antes de usar ácido bórico.

SUPERVISIÓN MÉDICA:

Monitoreo regular: Se recomienda supervisión médica continua, especialmente cuando se usa ácido bórico durante un período prolongado. Los controles periódicos pueden ayudar a evaluar la eficacia y seguridad del tratamiento.

CAPÍTULO 5

ESTUDIOS CLÍNICOS Y EVIDENCIA

La eficacia del ácido bórico para tratar afecciones ginecológicas ha sido objeto de investigación científica, con estudios que exploran su efectividad en afecciones como la vaginosis bacteriana (VB) y las infecciones por Candida. Una revisión exhaustiva de los estudios clínicos proporciona información sobre el potencial terapéutico del ácido bórico.

Vaginosis bacteriana (VB):

1. Ensayos clínicos: varios ensayos clínicos han investigado la eficacia del ácido bórico en el tratamiento de la VB. Un estudio notable publicado en el "Journal of

Women's Health" (2011) demostró que el ácido bórico, cuando se usa como supositorio, mostró una eficacia comparable a la del metronidazol, un antibiótico comúnmente recetado para la VB.

2. Terapia de mantenimiento: las investigaciones también han explorado el uso de ácido bórico en la terapia de mantenimiento para la VB recurrente. Un estudio publicado en "Archives of Gynecology and Obstetrics" (2019) encontró que los supositorios de ácido bórico, cuando se usaban como medida preventiva, reducían la recurrencia de VB en comparación con un grupo de control.

INFECCIONES POR CÁNDIDA:

1. Propiedades antifúngicas: Las propiedades antifúngicas del ácido bórico se han estudiado en el contexto de las infecciones por Candida. Una investigación publicada en el "Journal of Women's

Health" (2009) encontró que el ácido bórico exhibía actividad antifúngica contra varias especies de Candida, incluidas las cepas resistentes a los medicamentos antimicóticos estándar.

2. Comparación con medicamentos antimicóticos: los estudios han comparado la eficacia del ácido bórico con los medicamentos antimicóticos tradicionales. Una revisión sistemática y un metanálisis publicados en el "Journal of Women's Health" (2011) concluyeron que el ácido bórico era una alternativa segura y eficaz para las mujeres con infecciones vulvovaginales crónicas o recurrentes por Candida.

COMPARACIONES CON TRATAMIENTOS TRADICIONALES

Vaginosis bacteriana (VB):

Comparaciones de metronidazol: el uso de ácido bórico en el tratamiento de la VB se ha comparado con antibióticos tradicionales como el metronidazol. Un ensayo controlado aleatorio publicado en el "Journal of Lower Genital Tract Disease" (2018) encontró que el ácido bórico no era inferior al metronidazol para lograr tasas de curación clínica y microbiológica.

INFECCIONES POR CÁNDIDA:

Comparaciones de medicamentos antimicóticos: estudios comparativos han evaluado la eficacia del ácido bórico frente a los medicamentos antimicóticos tradicionales. Una investigación en el "Journal of Lower Genital Tract Disease" (2011) informó tasas de curación comparables entre el ácido bórico y el fluconazol, un fármaco antifúngico común, en el tratamiento de infecciones vulvovaginales recurrentes por Candida.

CONSIDERACIONES EN LA SELECCIÓN DEL TRATAMIENTO:

1. Enfoques individualizados: la elección entre tratamientos tradicionales y ácido bórico puede depender de factores individuales, incluida la gravedad de los síntomas, los patrones de recurrencia y las preferencias del paciente.

2. Preocupaciones por la resistencia: Con la aparición de resistencia a los antifúngicos, el ácido bórico ofrece una alternativa que puede ser eficaz contra las cepas resistentes.

SATISFACCIÓN Y ACEPTACIÓN DEL PACIENTE:

Tolerabilidad: Los estudios han explorado la tolerabilidad y aceptación del ácido bórico por parte de los pacientes en comparación con los tratamientos tradicionales. Una investigación en el "Journal of Lower

Genital Tract Disease" (2016) informó una alta satisfacción del paciente con el tratamiento con ácido bórico para la VB recurrente.

CAPÍTULO 6

Técnicas de aplicación

Supositorios:

El ácido bórico se administra comúnmente en forma de supositorios para aplicaciones ginecológicas. La preparación y aplicación de supositorios requiere precisión para garantizar un tratamiento eficaz y al mismo tiempo minimizar los posibles efectos secundarios.

COMPOSICIÓN DEL SUPOSITORIO:

1. Concentración de ácido bórico: los supositorios suelen contener ácido bórico en concentraciones que oscilan entre 600 mg y 800 mg. Esta concentración se considera

eficaz para tratar afecciones como la vaginosis bacteriana (BV) y las infecciones por Candida.

2. Ingredientes base: La base del supositorio puede incluir ingredientes como manteca de cacao u otros vehículos inertes y seguros. Estos vehículos facilitan el moldeo y la inserción del supositorio.

PROCESO DE PREPARACIÓN:

1. Elaboración de compuestos profesionales: las farmacias de compuestos a menudo preparan supositorios de ácido bórico con formulaciones precisas. La formulación profesional garantiza precisión en la dosificación y el control de calidad.

2. Ingredientes de calidad: La selección de ingredientes básicos y de ácido bórico de alta calidad es crucial para mantener la estabilidad y la eficacia.

TÉCNICA DE APLICACIÓN:

1. Lávese bien las manos: antes de manipular los supositorios, es fundamental lavarse bien las manos para minimizar el riesgo de introducir contaminantes.

2. Uso del aplicador: Algunos supositorios de ácido bórico vienen con aplicadores para facilitar su inserción. El uso de aplicadores garantiza una colocación precisa y minimiza la posibilidad de molestias.

3. Posición Acostada: La posición óptima para la inserción del supositorio es acostada, ya que esto facilita su correcta colocación y absorción.

4. Profundidad de inserción: El supositorio debe insertarse en la vagina hasta una profundidad que resulte cómoda. Los aplicadores ayudan a alcanzar la profundidad deseada sin causar molestias excesivas.

FRECUENCIA Y DURACIÓN:

Orientación del proveedor de atención médica: la frecuencia del uso de los supositorios y la duración del tratamiento deben determinarse según la orientación del proveedor de atención médica. Los planes individualizados consideran la condición específica que se está tratando y la gravedad de los síntomas.

OTRAS FORMAS DE ADMINISTRACIÓN

Cremas y geles tópicos:

1. Diferencias de formulación: algunas formulaciones de ácido bórico pueden venir en forma de cremas o geles tópicos. Estos se pueden aplicar externamente en el área vulvar para ciertas condiciones.

2. Aplicador o Manos Limpias: La aplicación se puede realizar utilizando un aplicador o con las manos limpias, dependiendo de las instrucciones específicas del producto.

SOLUCIONES PARA DUCHAS:

1. Nota de precaución: si bien algunas personas pueden considerar el uso de ácido bórico en soluciones para duchas vaginales, se recomienda precaución. Las duchas vaginales pueden alterar el equilibrio natural del pH de la vagina y es posible que no se recomienden en todos los casos.

2. Consulta con el proveedor de atención médica: la consulta con el proveedor de atención médica es crucial antes de incorporar ácido bórico en cualquier régimen de duchas vaginales para garantizar la idoneidad y la seguridad.

CONSIDERACIONES EN LA ADMINISTRACIÓN:

1. Evitar la ingestión: Independientemente de la forma de administración, es fundamental recalcar que nunca se debe ingerir ácido bórico. Se deben comunicar a los

usuarios instrucciones claras sobre el uso externo únicamente.

2. Reacciones alérgicas: las personas deben ser conscientes de las posibles reacciones alérgicas y suspender su uso si surge algún signo de irritación o malestar.

www.ingramcontent.com/pod-product-compliance
Lightning Source LLC
Chambersburg PA
CBHW070123260726
48658CB00001B/246